A. B. DE GUERVILLE

La Lutte

contre

a Tuberculose

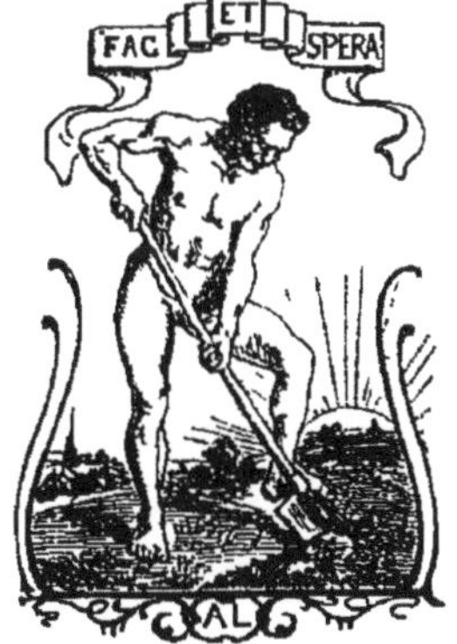

PRIX : UN FRANC

PARIS

ALPHONSE LEMERRE, ÉDITEUR

23-31, PASSAGE CHOISEUL, 23-31

M DCCCCIV

La Lutte

contre

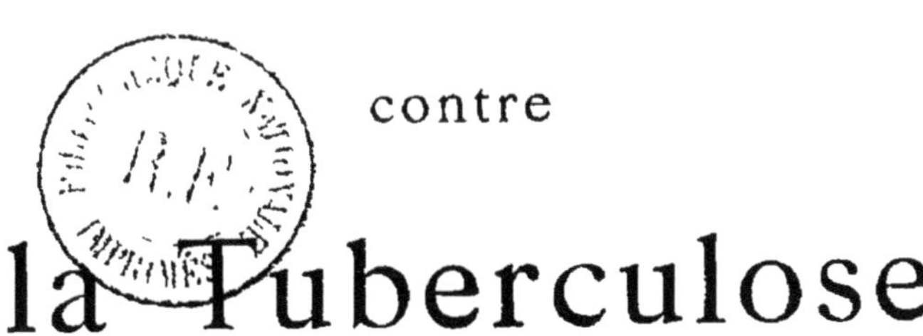

la Tuberculose

A. B. DE GUERVILLE

La Lutte

contre

la Tuberculose

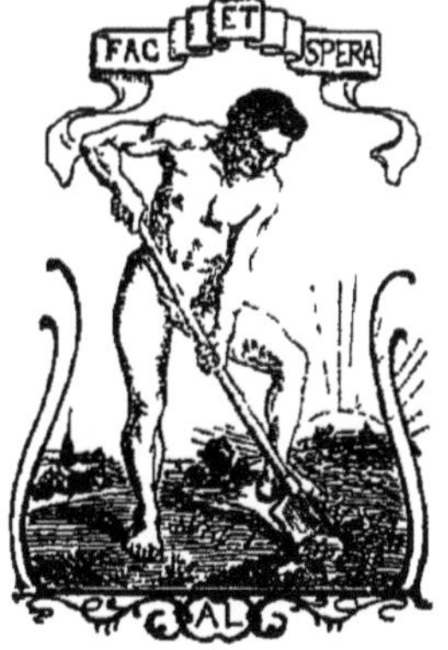

PARIS

ALPHONSE LEMERRE, ÉDITEUR

23-31, PASSAGE CHOISEUL, 23-31

M DCCCCIV

AU

DOCTEUR OTTO WALTHER

et à son assistant le

DOCTEUR KARL WELTZ

ces pages inspirées par une profonde reconnaissance

et une sincère affection

sont dédiées

par un des nombreux poitrinaires

auxquels leurs soins ont rendu

les Forces et la Santé!

A. B. DE G.

Novembre 1903.

La
Lutte contre la Tuberculose

*« Là où ni l'air ni le soleil ne pénètrent, le médecin
entre souvent. »*

(Proverbe persan.)

« Give him air; he'll straight be well. »
« Tant qu'il y a de la vie, il y a de l'espoir! »

———

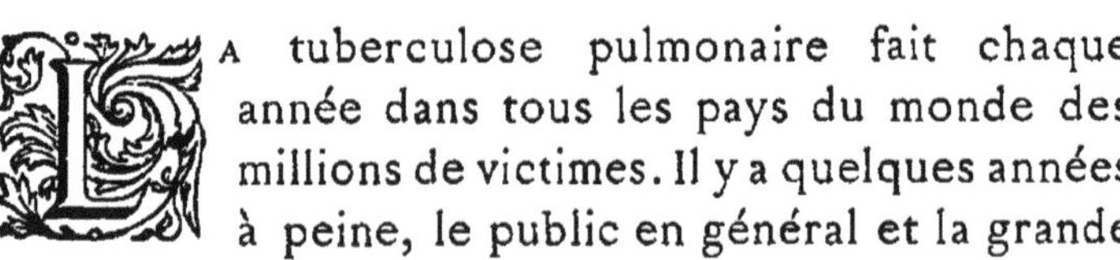

A tuberculose pulmonaire fait chaque
année dans tous les pays du monde des
millions de victimes. Il y a quelques années
à peine, le public en général et la grande
majorité des médecins considéraient cette maladie
comme absolument incurable, et le malheureux qui en
était atteint était condamné à un traitement qui lui
enlevait toute chance de se rétablir et le tuait rapi-

dement. On l'entourait de châles et de couvertures, on fermait hermétiquement toutes les fenêtres, on faisait de grands feux, on le mettait à une diète légère et très insuffisante, et il s'éteignait lentement, doucement, faute des seuls agents qui pouvaient lui sauver la vie : l'air, l'exercice et la nourriture en abondance.

Aujourd'hui les médecins nous disent qu'on guérit parfaitement de cette maladie, mais consultez les statistiques de tous les pays, additionnez les milliers et les milliers de tuberculeux qui continuent à mourir avant leur heure aux quatre coins du monde, et vous comprendrez que si, en théorie, ces malheureux peuvent être sauvés, en pratique, il n'y en a peut-être pas un sur mille qui soit arraché au mal qui le tue.

A quoi cela tient-il?

Les maîtres de la science ont sans doute des explications fort plausibles, mais elles sont trop compliquées pour satisfaire le pauvre diable qui se meurt ou ceux qui l'entourent et le voient s'éteindre petit à petit, malgré tous leurs soins.

Ayant moi-même été très malade et condamné par de nombreux médecins et m'étant suffisamment rétabli pour pouvoir jouir de la vie, j'espère, en racontant ici toutes mes aventures de malade, de poitrinaire, rendre un véritable service à ceux qui souffrent. Mon cas n'est pas unique. Il y a des centaines d'individus qui ont eux-mêmes connu toutes mes souffrances, le désespoir qui les accompagne, et qui cependant se sont rétablis et ont vécu de nombreuses et heureuses années. Mais, hélas! pour un de guéri, combien sont morts parce qu'ils n'ont pas reçu les soins voulus? Des millions d'hommes et de femmes, jeunes et remplis du désir de vivre, des millions d'enfants et d'adolescents sont prématurément descendus dans la tombe, alors que le plus grand nombre d'entre eux auraient pu être sauvés si leurs médecins, si ceux qui les entouraient avaient su combattre la terrible maladie qui les emportait!

Pour que le lecteur comprenne toutes les difficultés que le poitrinaire rencontre sur son chemin, pour qu'il saisisse complètement la possibilité d'une guérison et qu'il puisse facilement suivre toutes les péripéties qui accompagnent la maladie et son traitement, je ne pourrais faire mieux que de raconter brièvement et simplement mes expériences personnelles. Ce sont celles de tous les tuberculeux qui ont guéri, et, hélas! jusqu'à un certain point, celles de tous ceux que le microbe de Koch a ravis avant l'heure à ceux qui les chérissaient.

Combien de mères, en lisant ces lignes, sentiront leurs yeux se remplir de larmes, leur gorge se serrer et leur cœur battre, quand elles murmureront : « *Si j'avais su,* » en pensant aux souffrances du cher être disparu et à l'inutilité de tous les efforts, de tous les sacrifices faits en vain. Certes, je ne puis rien pour sécher leurs larmes, mais mon but sera atteint si, en montrant à d'autres désespérés le chemin qui conduit à la guérison, je les aide à arracher quelques vies à ce mal horrible, à leur rendre l'espoir et la joie.

Comme beaucoup d'autres malades, il est certain que je « *couvais* » ma maladie longtemps avant qu'elle se déclarât violemment. Dès l'âge de quinze ans, ma vie avait été fort difficile, fort pénible.

De nombreux et fatigants voyages en Corée, en

Mandchourie, en Chine, en Cochinchine, dans l'Inde, en Egypte, au Maroc, à Cuba, un peu partout autour du monde, sous tous les climats et à toutes les époques, m'éprouvèrent énormément. Brûlant du désir de voir, de connaître, de sentir, d'approfondir, je dépensais une énergie, une vitalité inouïes, minant de plus en plus, dans des aventures sans cesse renouvelées, une constitution excellente sans doute, mais par trop surmenée, et qui forcément s'épuisait.

Je passai l'hiver de 1897-98 à New-York. J'étais intéressé dans plusieurs affaires qui me donnaient baucoup de mal et beaucoup de travail. Entre autres choses, j'étais président de « The Illustrated American Company » qui publiait deux journaux, dont j'avais la direction. A huit heures et demie tous les matins, j'étais sur la brèche; je ne quittais guère les bureaux avant six heures et demie le soir, et les dîners, soirées, bals, concerts, toute la lyre des engagements mondains, me tenaient debout jusqu'à une heure avancée de la nuit.

Un violent incendie qui détruisit nos bureaux et imprimeries, ainsi que de précieuses collections personnelles, vint encore ajouter à mes difficultés, et après une lutte héroïque pour remettre les choses sur pieds, je m'écroulai positivement, fini, épuisé, vaincu.

Pris d'une fièvre violente et en proie à une toux effroyable, je dus enfin garder le lit.

« Pour le présent, déclara mon médecin le docteur Clinton Bagg, c'est une simple attaque d'influenza... mais, dans l'état général désastreux où vous vous trouvez, les plus grands soins et les plus rigoureuses précautions seront nécessaires si nous voulons éviter des complications fort graves. »

Quelques jours plus tard, je me crus mieux, et, contre l'avis du médecin, je me levai et retournai à mes affaires. Quarante-huit heures après, j'étais de nouveau dans mon lit, mon état ayant soudainement beaucoup empiré.

Le docteur Bagg ne cacha pas son inquiétude et, l'hiver étant alors des plus rigoureux à New-York, il me conseilla de partir immédiatement pour le sud de la Floride — un long et pénible voyage de deux jours en chemin de fer. Pendant tout le temps du trajet, je souffris affreusement et ma température se maintint entre 38⁵ et 40⁵ degrés. Le lendemain de mon arrivée à Tampa-Bay une pleurésie se déclarait à gauche. Après de grandes souffrances, je semblais me remettre, quand soudainement une autre pleurésie se déclara, cette fois à droite.

Quelques jours plus tard le médecin annonça que, vu mon état d'anémie et de très grande faiblesse, il craignait une issue fatale d'un moment à l'autre. Il fut alors décidé de me ramener à New-York, coûte que coûte, afin que je pusse mettre quelque ordre à mes affaires, si Dieu m'en donnait le temps et la force. Après s'être vigoureusement opposé à un voyage qu'il considérait comme une folie insigne, le médecin de Tampa-Bay décida de m'accompagner jusqu'à New-York, tant il craignait que je ne pusse supporter les fatigues du voyage jusqu'à la fin.

Ces deux jours en chemin de fer furent un calvaire que je n'essaierai pas de décrire. J'arrivai à New-York souffrant d'une pneumonie au poumon droit; ceci fut

suivi d'une autre pneumonie au poumon gauche — et
enfin d'une pneumonie double.

Après des mois de souffrances indescriptibles,
pendant lesquels ma vie tint à un fil si mince, si mince
que le docteur Bagg, qui, nuit et jour, me soigna avec
un dévouement extraordinaire, cent fois, crut le voir
se briser; après ce qui, aujourd'hui, me paraît un
épouvantable et horrible cauchemar, je parus enfin
prendre le dessus, et un jour on put me transporter
du lit, où pendant cinq mois j'avais agonisé, sur une
chaise longue placée près d'une fenêtre ouverte.
J'avais, au milieu de tant de souffrances, perdu la no-
tion du temps et j'ouvris les yeux démesurément —
surpris au delà de toute expression — car les arbres
étaient verts, les fleurs embaumaient, tout annonçait
le milieu de l'été — et mon dernier souvenir du
monde entrevu, par cette même fenêtre, me mon-
trait tout blanc, tout couvert de neige — l'hiver
enfin !

A la vue de ce tableau ensoleillé, je me repris à
espérer, et je voulus me rattacher à la vie avec tout
ce qu'il pouvait rester de force, d'énergie, de volonté,
dans mon pauvre être brisé et émacié.

« Alors, docteur, je vais vraiment mieux ?

— Comment donc, mais vous êtes sauvé, quelques
semaines de convalescence et vous serez sur pied. »

Ah ! les bonnes paroles ! Comme elles réchauffèrent
mon cœur, comme elles firent circuler plus rapidement le sang dans mes veines, comme elles me rem-
plirent d'allégresse et de joie !

Hélas ! j'ignorais que ces « quelques semaines de

convalescence » seraient trois années entières de souffrances morales et physiques, trois années du désespoir qui souhaite et désire la mort, trois années d'un enfer indescriptible.

La chaleur à New-York devenant trop grande, on me transporta dans les montagnes *The Adirondacks,* à un endroit appelé Saranac Lake et qui est en quelque sorte le Davos des États-Unis. Il y a là un médecin célèbre, le docteur Trudeau, issu d'une famille d'origine française. Atteint, il y a nombre d'années, de la tuberculose pulmonaire, il se fit transporter dans un état considéré désespéré, au milieu de ces montagnes couvertes de forêts, et là, vivant au grand air, il finit par se guérir. Fort de l'expérience acquise sur lui-même, il a fondé à Saranac un sanatorium pour tuberculeux. C'est un établissement soutenu par les dons de personnes généreuses, et où les malades peu fortunés sont reçus pour la modeste somme de vingt-cinq francs par semaine.

Les résultats obtenus sont excellents, *mais seuls les tuberculeux au premier degré,* c'est-à-dire tout au commencement de la maladie, y sont admis.

En dehors de ce sanatorium, le village de Saranac contient une quantité innombrable de « pensions » remplies hiver comme été, de poitrinaires attirés par la grande réputation du docteur Trudeau et par l'air pur et délicieux des Adirondacks — mais c'est tout ce qu'ils ont, l'air et les conseils du médecin; cet autre agent indispensable à toute guérison, *une bonne et saine nourriture,* y est chose absolument inconnue. Les mégères qui tiennent ces pensions, n'ont que le gain en vue, et, bien que demandant des prix énormes, elles

ne donnent aux malades qu'une misérable et infâme
pitance*.

Pendant mon séjour de quelques semaines à Saranac,
j'eus le malheur d'être dans une pension infâme, tenue
par une affreuse mégère et son fils, qui ne pensaient
qu'à écorcher leurs pensionnaires. La nourriture était
tellement insuffisante que, malgré l'addition d'huile
de foie de morue, de somatose et d'autres fortifiants,
je continuai à dépérir.

J'appris bientôt que les maladies que je venais de
faire m'avaient laissé dans un état affreux, la tuberculose ayant envahi tout le poumon gauche qu'elle
avait attaqué à la fois à la base et au sommet. Il semblait impossible que le poumon droit pût résister
longtemps à l'envahissement des microbes, à la
marche très rapide de la maladie.

Le docteur Trudeau déclara qu'un miracle seul
pouvait me sauver. Questionné sur le temps que je
pourrais vivre, il répondit : « Dans cette maladie, il est
très difficile de préciser. Des malades qui ont l'air de
faire de grands progrès sont soudainement emportés
par une crise violente et inattendue, tandis que
d'autres, qui paraissent être à toute extrémité, ont de
surprenants retours de vie et d'énergie et continuent
à lutter, pendant des semaines, des mois mêmes. —

---

* Mon expérience de Saranac remonte à 1898. Grâce aux efforts
du docteur Trudeau, les choses sont peut-être mieux aujourd'hui.
Lui, qui comprend si bien l'importance de la suralimentation et
donne aux malades de son sanatorium une nourriture excellente et
abondante, déplorait l'état de choses existant dans les « pensions »,
et contre lequel il luttait de toutes ses forces.

Dans l'état de faiblesse extrême où se trouve le malade
et la rapidité des progrès faits par la maladie, je lui
donnerais au plus deux ou trois mois. Il lui serait impossible de supporter un de nos rigoureux hivers,
mais si on parvenait à le transporter dans le midi, il
se pourrait très bien qu'il vécût quelques mois de
plus. »

A cette époque ma température montait chaque
jour, jusqu'à 39⁵ et dépassait souvent 40°. Les
crises de toux étaient d'une violence extrême : j'avais
toutes les nuits des transpirations affreuses et je ne
pesais plus que cent quartorze livres anglaises soit
environ cinquante-deux kilos. Mon poids, avant de
tomber malade, était de soixante-quatre à soixante-
cinq kilos, ce qui était déjà fort peu, considérant ma
hauteur, un mètre quatre-vingts.

Je continuai le traitement commencé à New-York,
capsules de glaïacole, huile de foie de morue,
strychnine, beaucoup de lait, de la somatose et les
fenêtres ouvertes nuit et jour. Le résultat était nul et
ma faiblesse était telle que je pouvais à peine prendre
les aliments moi-même et devais être aidé, comme un
enfant, par la garde-malade.

De très grands chagrins, des dissentiments de
famille qui amenèrent de violentes scènes continuellement renouvelées par ceux-là mêmes qui auraient
dû me soigner, semblaient devoir m'achever rapidement. Au reste, ceux qui m'entouraient n'hésitèrent
pas à m'annoncer que les médecins* m'avaient con-

---

* Le docteur Baldwin, lui-même un poitrinaire guéri par Trudeau,
s'occupait spécialement de moi. Le docteur Trudeau venait en
consultation de temps à autre.

damné et que je n'en avais plus que pour quelques semaines. On poussa la cruauté jusqu'à me prévenir qu'on préparait ma tombe et qu'elle serait prête incessamment à me recevoir.

Si malade que je fusse, il me restait assez de force pour me rebeller, et je n'eus plus qu'un désir, celui d'être transporté en France, où je pouvais compter sur les soins dévoués et intelligents de ma mère.

Je m'en ouvris aux deux docteurs et ne leur cachai pas que je savais à quoi m'en tenir sur mon état, et que, pour cette raison même, je désirais revoir les miens, ceux qui étaient miens réellement par les liens du sang et par ceux du cœur, ceux sur le dévouement, l'affection, l'amour desquels je pouvais compter. Ni Trudeau, ni Baldwin ne me cachèrent qu'ils considéraient mon état comme désespéré, qu'il leur semblait presque impossible que je parvienne au bout du voyage, mais à cela je répondis :

« Qu'importe, si je dois mourir, que ce soit dans ce lit, dans un « sleeping car » ou sur la couchette d'un paquebot, — qu'importe quand je ne serai plus? — et si j'arrive, pensez au bonheur de revoir ceux que j'aime, à la joie de les embrasser avant d'entreprendre le long et dernier voyage! »

Les médecins finirent par se rendre à mon raisonnement, et, grâce à l'aide précieuse et dévouée de plusieurs amis, tous les arrangements nécessaires à mon transport de Saranac à New-York furent rapidement complétés. Là, je fus rejoint par mon frère, et après deux jours nécessaires aux derniers préparatifs, j'étais, le 17 août au matin, transporté à bord du « Kaiser Wilhelm der Grosse » alors le plus grand paquebot du monde, et aussi le plus rapide. Il devait accomplir la traversée en moins de six jours.

Le soir même de mon départ de Saranac, le docteur Trudeau rendit visite à des amis communs qui se trouvaient être dans les Adirondacks et il leur dit : « Ce malheureux est enfin parti. C'était son suprême désir, et, dans l'état absolument désespéré où il se trouve, on ne pouvait guère le combattre; mais je serai fort étonné s'il ne meurt pas en route. »

Ce voyage ne fut pas fatal, comme le craignaient les médecins, mais il fut effroyable de souffrances. La fièvre était si forte (jusqu'à 41°) et les transpirations telles que, deux et trois fois par jour, je trempais de part en part mon matelas et trois oreillers, que par ordre du médecin du bord, le docteur von Mirbach, on changeait chaque fois que les sueurs recommençaient. Il est certain que si j'arrivai vivant en Europe, c'est grâce aux soins continuels de mon frère et au dévouement admirable de tous les officiers du paquebot. Le capitaine, le médecin, le commissaire, les stewards, firent pour moi tout ce qu'il était humainement possible. Le docteur venait cinq ou six fois par jour et me donnait lui-même des œufs battus dans du cognac ou du xérès et me faisait préparer tous les aliments légers et nutritifs qui devaient convenir à mon état. Plusieurs fois, il s'assit à mon chevet, pendant un temps infini, me donnant de sa main, avec une patience inouïe, la nourriture que j'étais trop faible pour prendre moi-même. Qu'il me soit permis de remercier ici tous ces braves officiers ainsi que les directeurs de la Compagnie Nordeutcher Lloyd de Brême et ses agents de New-York.

Comme directeur de journal, j'avais rendu à ces messieurs quelques petits services, et, quand ils apprirent mon départ, ils mirent à ma disposition, avec la plus grande générosité, une excellente cabine, ouvrant sur le « Promenade deck », où par tous les temps je pouvais avoir de l'air.

Tant bien que mal, j'arrivai à Paris, où le professeur Dieulafoy vint me voir. Je lui annonçai que je ne me faisais pas d'illusions sur mon état, les médecins américains ne m'ayant pas caché qu'il était tout à fait désespéré.

Après m'avoir examiné avec le plus grand soin, le professeur Dieulafoy, dit : « Vous connaissez votre état aussi bien, mieux même que je le connais après cet examen. Il serait puéril, puisque vous le savez, de nier que c'est très, très grave. Le poumon gauche est en capilotade ; il ne pourrait être pire, mais, bien que faible, le poumon droit résiste encore. Si étrange que cela puisse paraître, monsieur, il y a de nos jours des miracles. La science vous a dit et vous répète : « Vous êtes perdu, » mais la science se trompe quelquefois, souvent même. Si désespéré que soit votre cas, ne perdez pas courage ; dites-vous : « *Je veux vivre,* » et souvenez-vous que « TANT QU'IL Y A DE « LA VIE, IL Y A DE L'ESPOIR. » Rattachez-vous à cette pensée, comme le naufragé à son radeau.

« Je vais vous citer un cas qui m'a vivement frappé. Il y a quelques années, je fus mandé par dépêche auprès d'une dame qui se mourait de la poitrine. Je la trouvai dans un état affreux et fus convaincu qu'elle n'en avait plus que pour quelques semaines. Nous ne pouvions rien pour elle, que lui dire ce que je vous dis : « Rattachez vous à la vie de toutes les forces qui vous restent; luttez, luttez encore, forcez-vous à prendre des aliments, beaucoup d'aliments et de l'air, de l'air, encore de l'air. »

« Quelques années plus tard, j'attendais à Biarritz le départ du train de Paris que je prenais. Deux dames se promenaient en causant; je ne croyais pas les connaître. Tout à coup l'une d'elles s'avança vers moi et me tendit les mains en disant : « Ah! monsieur, vous ne me reconnaissez pas? Je suis Mme X... que vous avez vue mourante et à laquelle vous avez dit : «Refusez de mourir, raccrochez-vous à la vie, luttez.» — J'ai lutté, j'ai refusé de mourir et comme vous le voyez, me voici heureuse et bien portante. » — Cette histoire du professeur Dieulafoy me frappa vivement et eut un très grand effet sur mon moral.

Il ne prescrivit aucune médecine, aucun traitement, simplement l'air et la nourriture, et comme nous étions à fin août, trop tôt pour aller dans le midi, il conseilla qu'on me transportât à Arcachon.

Je fus également examiné à Paris par un autre médecin de beaucoup d'expérience dans ces maladies, le docteur Pignol, médecin de l'hôpital des enfants tuberculeux à Ormesson.

Comme le professeur Dieulafoy, tout en m'encourageant, il ne cacha pas à ceux qui m'entouraient, à sa première visite, que mon état lui semblait désespéré. Sa seconde visite eut lieu le matin de très bonne heure, avant huit heures. Confiant que mon seul espoir était dans la suralimentation, je faisais des efforts désespérés pour me nourrir. Ce matin-là, comme chaque jour, mon premier déjeuner se composait de :

Une assiette à soupe pleine de farine d'avoine
bouillie (oat meal) avec de la crème ;

Quatre œufs à la coque ;

Des rôties beurrées ;

Du thé ;

Deux oranges ou tout autre fruit.

En sortant de ma chambre le docteur Pignol dit à
ma mère :

« Madame, je vous ai dit hier que le cas de votre
fils me semblait désespéré, eh bien ! aujourd'hui j'ai
changé d'avis, une guérison me semble possible, lente
et pénible, mais possible enfin, si le malade peut continuer à manger, à se forcer à manger avec l'énergie
qu'il a déployée jusqu'à présent. Oh ! certes, il est
bien, bien malade, mais vraiment j'entrevois une lueur
d'espoir. »

Je fus donc transporté à Arcachon et là, malgré les
efforts énergiques et les soins constants du docteur
Lalesque, mon état empira encore. Arcachon, ce coin
délicieux qui réussit si bien à tant de malades, me fut
à moi désastreux. C'est d'autant plus incompréhen-
sible que le temps y était agréable, j'étais très confor-
tablement installé dans une villa entourée d'un grand
jardin, et jamais, nulle part ailleurs, ni avant, ni après,
je n'eus une cuisine aussi délicieuse. La fièvre, la
toux, les sueurs, tous les graves symptômes augmen-
tèrent ainsi que la faiblesse générale. Je ne prenais
les aliments qu'avec la plus grande difficulté et j'étais
souvent pendant des heures dans un état de demi-
somnolence pendant lequel mon esprit battait la cam-
pagne et qui me faisait croire que j'allais devenir fou.
Des douleurs affreuses dans le dos, la poitrine, les

reins, des points de côté et de violents maux de tête ajoutaient à mes souffrances et obligèrent le médecin à avoir recours à l'opium et à la morphine.

Pendant les quelques semaines que je restai à Arcachon, j'y fus dans un état nerveux indescriptible. Tous les soirs sans exception j'avais une violente crise de nerfs. Cela commençait généralement par des douleurs aiguës dans les jambes que je pliais et remuais lentement d'abord, puis de plus en plus rapidement dans un espoir irraisonné et irraisonnable de faire cesser la souffrance. Petit à petit tout mon corps s'agitait, se tordait dans des mouvements nerveux, et je commençais à pleurer, puis à sangloter, puis à crier, puis enfin à pousser de véritables hurlements. Cette attaque extraordinaire finissait par une violente quinte de toux, et enfin, épuisé, je m'endormais pour me réveiller baignant dans un lit trempé de sueurs.

Je ne puis expliquer cet état nerveux que par le voisinage de l'Océan : l'air d'Arcachon était sans doute trop vif, trop énervant pour mon état de faiblesse.

Après tant de souffrances, je pris Arcachon en grippe, et le temps se mettant à la pluie, je n'eus plus qu'une idée, partir, aller au soleil. J'insistai pour être transporté à Menton. Malgré l'avis, très désintéressé, du docteur Lalesque qui ne croyait pas que je pusse supporter ce long et très fatigant voyage, je l'entrepris cependant, et tant bien que mal j'arrivai au but. Je fus soigné à Menton par un très distingué médecin, le docteur Malibran *. « Je ne puis vraiment com-

---

* M. le docteur Malibran a lui-même été fort malade de la poitrine et s'est guéri après plusieurs années de lutte. Il est aujourd'hui à la tête d'un excellent sanatorium établi à côté de Menton.

prendre, dit-il après m'avoir examiné, comment ce malheureux, dans un état pareil, a pu arriver jusqu'ici. »

Dès le commencement, Menton sembla me convenir. La fièvre baissa un peu, l'appétit revint, et je passai plusieurs heures, chaque jour, étendu dans le jardin, au soleil, sur une chaise longue. Je fus tout d'un coup pris du désir fou d'aller me promener en voiture. Mon frère en prévint le médecin qui lui répondit : « S'il y avait le moindre espoir, je ne dirai pas de sauver le malade, mais seulement de prolonger un peu sa vie, je dirais « *non* », calme et repos absolu, pas de voiture; mais son état est tellement désespéré et les jours qui lui restent à vivre sont si peu nombreux, qu'il me semble préférable de le laisser faire ce qu'il désire dans la limite du possible. Si les promenades en voiture peuvent lui donner un peu de bonheur, qu'il les ait donc. »

Plusieurs semaines se passèrent. J'engraissais, je reprenais des forces et le docteur Malibran, étonné, enchanté, déclara : « C'est une véritable résurrection. Qui sait? il se remettra peut-être, si le mieux peut continuer. »

Hélas! il ne continua pas. Mon frère se trouvant dans la nécessité de me quitter, il fut décidé que j'irais à Nice où des amis devaient passer l'hiver.

- Dès mon arrivée à Nice, mon état empira. Tous les symptômes s'aggravèrent et je fus pris de diarrhées que rien ne pouvait arrêter. J'en avais eu à différentes reprises, à Saranac surtout, mais jamais aussi sérieuses qu'à Nice.

Le docteur de Tymoski, qui fit pour moi tout ce que la science et son cœur lui indiquaient, ne put

arriver à faire baisser ma fièvre ou à arrêter les diarrhées, et en désespoir de cause, voyant les difficultés
que je rencontrais pour me faire soigner à l'hôtel
où j'étais seul, il me conseilla d'aller à Ospedaletti,
près San Remo, chez le docteur Altichieri, qui diri-
geait un établissement mi-hôtel, mi-sanatorium. La
nourriture y était excellente, de braves religieuses
soignaient les malades que le docteur voyait lui-même
deux ou trois fois par jour.

Mieux soigné et mieux nourri, je fis là quelques
progrès. En dehors du traitement habituel, le docteur
Altichieri me fit suivre celui des compresses froides
autour du thorax, mais sans résultat apparent.

Mon état n'avait guère changé quand l'été vint et,
l'établissement fermant pendant la chaleur, je me
rendis à Pallanza, sur le lac Majeur, où une vieille
connaissance, le docteur de Lorenzi, s'occupa de me
louer une petite villa et de m'y installer. Dès l'abord
mon état empira; au bout de peu de temps une pleurésie se déclara et les choses parurent si graves que
ma mère, prévenue par télégraphe, arriva en toute
hâte. Ses soins et ceux du docteur de Lorenzi m'arra-
chèrent encore une fois à la mort.

A cette époque on parlait beaucoup en Italie d'un
nouveau remède appelé *igazolo* et découvert par un
médecin de Palerme, le professeur Cervello. L'igazolo
est une poudre fine qui, mise sur un réchaud spécial, forme des gaz que le malade respire.

Le docteur de Lorenzi en fit venir et, pendant plusieurs mois, je suivis ce traitement régulièrement, et
il est incontestable que mon état s'améliora beaucoup.

Il y avait alors dix-huit mois que j'étais malade et, seuls ceux qui ont passé par une épreuve analogue, comprendront le nombre incalculable de conseils qui me furent donnés par des amis et connaissances qui avaient entendu parler des remèdes infaillibles, ou de cures extraordinaires faites à Davos, à Leysin, à Madère, au Transvaal, en Australie, en Égypte, en Algérie, en Californie, au Caucase même!

J'aurais dû être à chacun de ces endroits à la fois! On aurait pu ouvrir une boutique de pharmacien bien montée avec tous les sérums, les injections, les granulés, les poudres, les sirops, les huiles, les remèdes infaillibles qui me furent recommandés.

Au commencement, ces conseils divers et variés avaient jeté le trouble dans mon esprit, mais j'étais arrivé à être complètement blasé sur ce sujet. C'est pendant mon séjour à Pallanza que mon attention fut attirée sur le traitement qui devait ultimement me ramener à la santé.

A quelque distance de Pallanza, à Baveno, habite une dame anglaise, Mme H..., connue dans tout le pays pour sa bonté et sa philantropie. Jeune encore et veuve, Mme H..., après avoir vendu son magnifique château (où la reine Victoria habita une saison), construisit dans le parc une ravissante villa, qu'elle habite, et où elle a établi un « dispensaire » auquel tous les pauvres, toutes les gens de positions modestes du pays ont recours. Non seulement Mme H... reçoit tous les malades et les aide de son mieux, mais elle les visite chez eux, leur portant elle-même les médecines et les secours dont ils peuvent avoir besoin.

A moi, dont elle avait entendu parler par des amis, ce sont des fleurs de son jardin et de bonnes paroles d'espoir et d'encouragement qu'elle apportait.

Un jour elle me demanda :

« Avez-vous lu les articles publiés dans *Nineteenth Century Magazine,* une des revues anglaises les plus sérieuses et les plus lues? — Non. — Je vous les enverrai, c'est fort intéressant. »

La lecture de ces articles fut pour moi plus qu'intéressante; pour la première fois j'entrevis le salut. Ils étaient écrits par un distingué chimiste d'Édimbourg, M. Gibson, qui expliquait comment, atteint de la tuberculose pulmonaire et condamné par ses médecins, il avait été radicalement guéri en quelques mois par le docteur Otto Walther à son sanatorium de Nordrach-Colonie, dans la Forêt Noire Badoise. Il ne pouvait être question de la bonne foi de M. Gibson, un homme connu et sérieux, et évidemment il ne pouvait s'agir de la réclame d'un charlatan quelconque, réclame à laquelle ne se serait jamais prêté une revue ayant en Angleterre une réputation aussi solidement établie que celle de la *Revue des Deux-Mondes* à Paris. Du reste, tous les grands journaux anglais reproduisirent et discutèrent ces études.

Frappé par le bon sens et la logique de ces articles et par la simplicité et l'efficacité du traitement décrit, je résolus d'aller moi-même à Nordrach et j'écrivis au docteur Walther en lui demandant une chambre. Hélas! sa réponse m'annonça que le sanatorium était bondé, qu'il y avait déjà une longue liste de malades

attendant une place, et qu'il n'y avait aucun espoir
que je pusse être admis avant six mois ! *

Très déçu, je quittai le lac Majeur en septembre et
allai m'établir à Pégli, près Gênes, pour l'automne et
l'hiver. Soigné avec intelligence et dévouement par le
docteur Bécarria, je continuai le traitement habituel
ainsi que les inhalations d'igazolo. Ma faiblesse était
toujours si grande qu'il m'eût été impossible de faire
dix pas. Quand le temps le permettait, deux hommes
me transportaient sur la plage, au soleil, dans un
grand fauteuil. Là, comme à Menton l'année précé-
dente, mon état s'améliora et je repris des forces. Au
bout de quelque temps, on commença à me promener plusieurs heures chaque jour dans une chaise
roulante, puis, encouragé par de bons et charmants
amis qui faisaient l'impossible pour m'aider, me dis-
traire, me rappeler aux choses de la vie, je me risquai
à faire quelques pas. Petit à petit je repris l'habitude
de marcher, oh ! pas bien loin, certes ; mais c'était si
bon, si bon de pouvoir se remuer un peu après tant
de mois d'immobilité.

Tout l'hiver les progrès continuèrent et j'étonnai
mon médecin et mes amis qui commençaient vraiment
à entrevoir la possibilité d'une guérison. Malheureuse-
ment, comme tant d'autres malades, avec le retour
des forces, je perdis toute prudence et au printemps
je commis la folie d'aller passer dix jours à Nice, dési-

. * Plusieurs sanatoriums, semblables à celui de Nordrach-Colonie,
ayant été fondés en Angleterre et ailleurs, ces dernières années, par
des médecins eux-mêmes guéris par le docteur Walther, il est aujourd'hui beaucoup plus facile d'être admis à Nordrach-Colonie.

rant voir des parents et des amis qui s'y trouvaient.

Le résultat fut désastreux. Je me remis au lit et quand vint le mois de juin j'avais reperdu tout le terrain si péniblement gagné. De nouveau mon état devint très critique et je fus transporté pour l'été en Savoie, dans le village d'Abondance, situé à environ mille mètres d'altitude. A peine arrivé là, j'y fus pris d'une violente hémorragie pulmonaire, si violente que l'on put croire qu'elle serait fatale. Prévenu par télégraphe, mon frère arrivait le lendemain matin, s'attendant à me trouver, sinon mort, du moins mourant. Il est certain que j'étais alors très bas, mais, le premier mouvement d'épouvante passé, je réagis de nouveau et me raccrochai à la vie avec l'énergie du désespoir. Trois semaines se passèrent, les forces revenaient et je pouvais descendre au jardin et y faire quelques pas. L'air d'Abondance me faisait un bien énorme et je me sentais plein d'espoir. Sur ces entrefaites, un événement qui faillit me coûter la vie prit place. La moitié du petit hôtel d'Abondance était occupée par deux familles alliées, l'une de Lyon, l'autre d'Alger. Ces gens ignorants et dénués de tout sentiment humain se figurèrent que ma présence était pour eux une source de danger et ils menacèrent de partir tous immédiatement à moins que je ne fusse renvoyé. En vain leur fut-il expliqué que j'étais complètement séparé d'eux, que toutes les précautions sanitaires possibles étaient prises : ils s'entêtèrent, se renfermèrent dans leur égoïsme ignorant et barbare, et je fus mis en demeure de partir immédiatement. Les hôteliers, qui avaient eu pour moi beaucoup d'attentions et de complaisances, ne sont pas à blâmer en la cir-

constance. Leur saison ne dure guère que six semaines, et si ces nombreux clients, ces deux grandes
familles, qui représentaient 50 ou 60 o/o des revenus
de l'hôtel, partaient, c'était pour eux une saison per-
due, la ruine en quelque sorte. Les barbares Lyonnais
et Algériens, à qui la peur des microbes faisait
commettre une action si indigne, ignoraient qu'ils
retrouveraient presque à chaque pas en ce monde le
danger qu'ils voulaient éviter (et qui réellement
n'existait pas, toutes les précautions étant prises). Il
ne leur vint pas à la pensée que les wagons-lits, les
cabines de paquebots, les chambres d'hôtels où ils ne
passaient qu'une nuit ou deux, étaient continuellement occupées par des gens atteints des maladies les
plus affreuses, les plus contagieuses, et que les ri-
deaux, les tentures, les matelas, les oreillers sont
rarement, si jamais, désinfectés, et sont souvent des
nids à microbes.

Obligé de quitter Abondance et de redescendre à
la plaine au milieu de l'été, je souffris beaucoup du
changement d'altitude et de la chaleur. Ce fut cependant ce qui me sauva. En effet, dégoûté de ces hôtels
où je traînais mes souffrances depuis tant de mois,
j'arrivai tardivement à la conclusion qu'*un sanatorium
est le seul endroit où un poitrinaire puisse obtenir la nourriture et les soins nécessaires à son état et que c'est une folie
insigne de le traîner d'hôtel en hôtel.*

Je me décidai donc à écrire de nouveau au docteur Otto Walther, et il me répondit de venir attendre
à Oberweiler qu'il ait une chambre de libre, qu'il me
donnerait la première qui serait vacante.

Je touchais à la fin de mes misères. Une ère nouvelle allait s'ouvrir. Regardant en arrière, le passé pouvait se récapituler comme suit :

1° J'avais été malade deux ans et demi ;

2° Pendant ces trente mois j'avais été presque continuellement au lit, à l'exception de quelques semaines couvrant la période de deux légères améliorations ;

3° J'avais essayé la Floride, les Adirondacks, Arcachon, Menton, Nice, Ospedaletti, Pallanza et les montagnes ;

4° J'avais suivi des traitements variés à base de glaïacole, de créosote, d'igazolo ; j'avais avalé des centaines de flacons d'huile de foie de morue, de glycéro-phosphate de chaux, d'arsenic, de strychnine, de somatose, de lécitine, de quinquina, et Dieu sait quoi encore !

5° J'avais vécu avec les fenêtres ouvertes été comme hiver et fait de la suralimentation autant que la nourriture toujours très insuffisante des hôtels le permettait.

Malgré tout cela, quand je quittai Abondance pour me diriger vers la Forêt Noire, je ne pesais que cinquante-quatre kilos, habillé de vêtements d'hiver, avec un pardessus et un chapeau, et après le repas de midi.

Les symptômes du mal étaient toujours les mêmes : fièvre violente, commençant chaque jour vers une heure de l'après-midi et allant en augmentant jusque vers six heures, quand après une transpiration qui traversait oreillers et matelas, la température s'abaissait ; de violentes crises de toux et une expectoration affreuse, épaisse, d'une couleur variant du jaune au vert foncé. Les crachats avaient été examinés au microscope, et le rapport, toujours le même, disait : *les microbes de Koch y pullulent.*

Mais tout cela c'était le passé. J'allais tourner une nouvelle page.

Le 13 septembre 1900, j'arrivai chez le docteur Otto Walther dans l'état ci-dessus décrit.

LE 3 MAI 1901, SOIT SEPT MOIS ET DEMI PLUS TARD, JE QUITTAI SON SANATORIUM PESANT SOIXANTE-QUATORZE KILOS (SOIT UN GAIN DE QUARANTE LIVRES) ET SI ROBUSTE QUE JE POUVAIS FAIRE, DANS LA MONTAGNE ET PAR TOUS LES TEMPS, DES MARCHES DE VINGT ET VINGT-CINQ KILOMÈTRES.

Après avoir passé deux semaines à Paris, je me rendis à Lucerne, où je fis à pied l'ascension du Righi et du mont Pilate, ce qui, pour un pauvre poitrinaire, n'est vraiment pas à dédaigner.

La question ici se pose : comment ce résultat extraordinaire fut-il obtenu? quels agents y contribuèrent?

Pas une goutte de médecine ne me fut donnée, pas l'ombre d'un tonique administré.

Apparemment je suivis le même traitement qui pendant trente mois m'avait tout juste empêché de mourir, le traitement généralement désigné par les mots « *cure d'air et de suralimentation* ». Comment se fait-il que l'air et la nourriture, qui pendant une période de deux ans et demi n'eurent sur mon état aucune influence, du jour au lendemain me rappelèrent à la vie, me rendirent en quelques mois les forces et la santé et firent de moi un nouvel homme?

Le meilleur moyen de l'expliquer, de le faire bien

comprendre, est de décrire simplement le traitement que je suivis chez le docteur Walther.

. . . .

« Nordrach-Colonie » est situé dans une des parties les plus sauvages et pittoresques de la fameuse Forêt Noire (Schwarzwald), dans le grand-duché de Bade, et à peu de distance, à vol d'oiseau, de Strasbourg. Deux gares de chemin de fer, Gengenbach et Biberach Zell, toutes deux sur la célèbre ligne de chemin de fer qui traverse la Forêt Noire de Offenburg à Singen, près des chutes du Rhin, desservent la colonie, qui est à une heure et demie de voiture de l'une ou l'autre de ces stations. A moitié chemin entre Biberach Zell et le sanatorium du docteur Otto Walther, est le village de Nordrach, toujours rempli de poitrinaires, hommes et femmes, la plupart appartenant aux classes ouvrières. Il y a dans ce village une espèce de sanatorium populaire qu'il ne faudrait pas confondre avec *Nordrach-Colonie*, située à sept kilomètres de là, en haut de la vallée, au milieu d'immenses forêts de sapins.

Nordrach-Colonie forme un véritable petit village composé de cinq bâtiments pour les malades, la villa du docteur Walther, la bibliothèque, les fermes, la blanchisserie à vapeur, les bureaux, les laboratoires, les écuries et remises, les serres et enfin le bâtiment spécial où est la grande salle à manger flanquée des cuisines. Située au haut d'une paisible vallée, à environ cinq cents mètres d'altitude, face au midi, abritée des vents du nord, de l'est et de l'ouest, entourée de trois côtés de montagnes couvertes de forêts, loin des villes, des fabriques, du bruit, de la poussière, Nordrach–Colonie jouit d'une situation idéale et exceptionnelle. D'innombrables promenades sillonnent les monts et les forêts, et les routes, les chemins, les sentiers qui se croisent et s'entre-croisent en tous sens permettent de varier ces promenades à l'infini.

Les cinq bâtiments habités par les malades ont en tout soixante chambres. Y en aurait-il trois cents qu'elles seraient toujours occupées, tant sont nombreuses les demandes d'admission venant de toutes les parties du monde. Mais le docteur Walther se refuse absolument à ajouter une seule chambre à celles que contient son sanatorium, car il considère que ce nombre est le maximum auquel il puisse donner l'attention, la supervision individuelle, absolument nécessaire à ses yeux. Toutes les chambres sont éclairées et chauffées à l'électricité, ont des toilettes à eau courante, chaude et froide, et une douche très bien aménagée également chaude et froide. L'ameublement se compose d'un lit, une armoire, une commode-secrétaire, une chaise-longue et deux chaises ordinaires. Un réchaud électrique permet de maintenir chaud les aliments des malades qui prennent leurs repas au lit.

La vie du malade est réglée heure par heure, et en voici la routine ordinaire :

Dès son réveil il prend sa température et l'inscrit sur une charte ; à sept heures il se lève, prend sa douche et fait sa toilette.

Entre sept et huit heures, première visite du médecin qui indique au malade la façon dont il passera la la matinée, repos ou promenade. En cas de promenade, et celle-ci peut varier de vingt mètres à vingt kilomètres, le chemin à suivre et la distance à parcourir sont exactement indiqués.

A huit heures, déjeuner dans la salle à manger qui, comme je l'ai déjà indiqué, est un bâtiment à part et où tous les malades qui ne sont pas au lit se réunissent pour chaque repas sous la présidence du docteur. Le premier déjeuner se compose généralement de viandes froides, quelquefois d'œufs ou d'autres plats chauds, d'un demi-litre de lait (obligatoire), thé ou café à volonté et une quantité indiquée et très importante d'excellent pain et de beurre.

De neuf heures à onze heures trente ou onze heures quarante-cinq, le malade fait sa promenade, courte ou longue, s'asseoit ou s'étend dans les jardins ou dans la forêt. Avant midi il doit-être de retour dans sa chambre, et après avoir pris sa température il s'étend sur sa chaise-longue. Pendant une heure, repos absolu, pendant lequel la lecture seule est permise. Le docteur prétend avec raison qu'il est impossible de manger avec appétit quand on est fatigué, et que ce repos avant les repas est de toute nécessité.

C'est pendant cette heure de chaise-longue, que le médecin fait sa seconde visite, et selon la température que le malade avait au retour de sa promenade du matin il lui indique pour l'après-midi, soit le repos, soit une deuxième promenade.

A une heure dîner. C'est le grand événement du jour à Nordrach. La salle à manger, un long bâtiment ne contenant qu'une seule et immense table, a deux de ses côtés, les plus longs, entièrement composés de fenêtres par lesquelles entre à flots l'air et la

lumière. La gaîté de cette pièce remplie de plantes et
de fleurs ne peut-être comparée qu'à la bonne humeur
inouïe, extraordinaire de toutes les personnes qui y
sont réunies. On cause, on rit, on plaisante, une
gaîté incroyable y règne et jamais un étranger arrivant
sans être prévenu ne se douterait que les cinquante
ou soixante personnes assises à cette table fleurie,
mangeant comme des ogres, riant comme des bien-
heureux, sont tous des poitrinaires dont beaucoup se
trouvent dans un état considéré ailleurs comme
presque désespéré.

Le dîner se compose d'un poisson ou d'une entrée
avec pommes de terre et légumes verts, d'un rôti
avec également des pommes de terre et soit une salade,
soit, à la mode allemande, une compote de fruits
cuits ; comme desserts un entremets ou des fruits, des
gâteaux, des mendiants, etc. Un demi-litre de lait est
la boisson obligatoire, mais, avec la permission du
médecin, on peut avoir *en plus* du vin rouge ou blanc
ou une délicieuse bière.

Comme la plupart des malades, je prenais généralement, en plus de mon demi-litre de lait, un demi-
litre de bière. J'y ajoutai quelquefois un verre de
vieux Porto et une tasse de café, et, chose incroyable,
ce mélange, que nulle part ailleurs je n'aurais pu supporter, passait à Nordrach sans la moindre difficulté.

Le docteur sert lui-même chaque malade. *Il donne
à chacun ce qu'il considère être la quantité minimum absolument nécessaire pour reprendre le dessus et vaincre la
maladie, mais ce minimum, il exige que vous le mangiez, et
il préférerait vous faire reconduire immédiatement à la gare
que de vous voir refuser d'en finir une partie quelconque*

sans sa permission. C'est quelquefois dur, mais jamais si dur qu'avec un peu de bonne volonté on ne triomphe. Le docteur sait mieux que personne, non seulement ce que chacun *doit*, mais aussi ce que chacun *peut* manger, et il sert en conséquence.

La confiance qu'il inspire immédiatement est si grande que l'on se sent capable de tous les efforts pour se soumettre à sa volonté.

Immédiatement après le dîner, les malades se répandent dans les jardins ou dans la forêt, vont se reposer ou faire leur promenade. Ceux qui n'ont pas à marcher trouvent dans la lecture des livres allemands, anglais et français de la bibliothèque, une aide précieuse pour passer le temps.

A cinq heures en hiver, six heures en été, le malade rentre, prend sa température, et alors repos absolu pendant une heure sur la chaise-longue. Entre six et sept le médecin fait sa troisième et dernière visite, et à sept heures a lieu le souper. Il se compose d'un plat de viande chaud avec pommes de terre et légumes ou salade, d'un plat froid, d'une certaine quantité indiquée de pain et de beurre, d'un demi-litre de lait, et à volonté, thé, bière, etc. Ceux qui sont assez bien peuvent faire de la musique ou causer jusqu'à neuf heures, heure à laquelle tout le monde doit être rentré dans sa chambre.

Une fois par semaine, le matin, avant le premier déjeuner, tout le monde est pesé. On ne peut se figurer la rivalité inouïe qui existe à ce sujet entre tous les malades, hommes et femmes. C'est à qui gagnera le plus en poids chaque semaine, et rester stationnaire, ne serait-ce qu'une semaine, est une véritable humi-

liation. On comprendra facilement que cette émula-
tion, ce désir de gagner (et gagner veut dire faire
des progrès vers la guérison) pousse chacun à faire
un nouvel effort et à manger encore un peu plus de
pommes de terre, de pain et de beurre!

Maintenant que nous connaissons la routine de la
vie journalière du malade, nous voyons qu'elle est
basée sur un système très simple qui peut se résumer
ainsi : vie au grand air; fenêtres ouvertes par tous les
temps; suralimentation; exercice progressif de marche
dans la montagne; repos à intervalles fixes; vie d'une
tranquillité absolue; surveillance continuelle du médecin. Évidemment les quatre agents qui à Nordrach-
Colonie conduisent le malade vers la guérison sont :
l'air, l'alimentation, le repos et l'exercice dosés dans
les plus petits détails par le docteur.

Voyons en quoi leur application diffère à Nordrach-
Colonie des autres sanatoriums.

AIR. — Il doit être pur et exempt de toute poussière. Tout sanatorium devra donc comme celui du
docteur Walther être éloigné des centres habités. Il
n'est nullement nécessaire qu'il soit situé à une grande
altitude, mais la proximité de forêts, de préférence
forêts de sapins est importante. Le malade devra nuit
et jour vivre avec les fenêtres ouvertes, tant dans sa
chambre que dans la salle à manger. Étant ainsi continuellement exposé à l'air, *quelle que puisse être la température,* le danger de prendre des refroidissements
n'existe plus. Les rhumes sont inconnus à Nordrach.
On s'habitue rapidement à cette vie, et au bout de
peu de temps le besoin d'air se fait tellement sentir

que le malade ne peut supporter l'atmosphère d'une
pièce dont les fenêtres sont fermées.

Vivre avec les fenêtres ouvertes n'est pas suffisant.
Il faut que le malade s'aguerrisse, se fortifie contre
les intempéries. Il faut qu'il sorte par tous les temps,
qu'il s'habitue au froid, à la chaleur, au vent, à la
pluie, à la neige, au soleil. C'est le seul moyen de
l'endurcir et de le mettre à l'abri des rhumes et des
refroidissements.

Non seulement on sort par tous les temps à Nordrach-Colonie, mais hiver comme été les malades vont
sans chapeau et *sans pardessus;* ils ne sont pas obligés
de le faire, — de fait le médecin tient essentiellement
à ce que l'on soit suffisamment vêtu, — mais vivant
nuit et jour dans une atmosphère pure et d'une température à peu près égale, le besoin de se couvrir de
lourds vêtements ne se fait pas sentir. Au contraire,
dès que l'on commence à faire de l'exercice, on
désire être libre de ses mouvements, ne pas les avoir
entravés par un pardessus. Les fourrures sont choses
inconnues à la colonie.

Ce système est, on le voit, très différent de celui
des nombreux sanatoriums où les malades ne sont ex-
posés à l'air qu'étendus sur des chaises longues, dans
des galeries, et enveloppés de fourrures et de couvertures. Dans ces établissements, les fenêtres de la
salle à manger, des corridors, etc., ne sont pas ouvertes en hiver ou par le mauvais temps. On se con-
tente d'une ventilation très relative.

Il est clair que le malade qui vit en partie dans ces
pièces chauffées et assez mal aérées et en partie à
l'air, mais emmitouflé et enfoui dans les couvertures,

risque d'attraper des refroidissements le plus facilement du monde et ne s'aguerrit en aucune façon.
Rien n'est plus amollissant que ce système de repos
dans des fourrures sur des chaises longues, et si les
poumons y gagnent quelque chose, le corps, l'état
général, reste affaibli.

Avec le système de Nordrach-Colonie, au contraire,
le malade ne craint ni le froid, ni les courants d'air,
ni les changements de température. Après sa cure de
trois, six, neuf ou douze mois à la colonie, il peut
affronter tous les climats, toutes les intempéries, —
de fait il ne craint plus qu'une seule chose : *l'atmosphère viciée et malsaine des pièces non ventilées.*

Exercice et Repos. — Dès que l'état du malade
le permet, il commence un exercice progressif de
marche. Toutes les promenades commencent en
montant et finissent en descendant, avec, entre la
montée et la descente, une certaine distance à plat.
La marche est le seul exercice permis. Le docteur
Walther est convaincu que la grande majorité des
poitrinaires se tuent en se donnant trop de mouvement, en taxant leur corps et leur esprit bien au delà
de leur force. Cet exercice est le complément indispensable du système qui consiste à fortifier le malade
et à l'endurcir en l'exposant à toutes les intempéries.
Les poumons n'y gagnent pas seuls; le cœur, toujours plus ou moins faible chez les poitrinaires, re-
prend à cet exercice une vigueur extraordinaire;
l'appétit est meilleur et la digestion plus facile; le
sang circule mieux et tous les organes en bénéficient.

On ne peut se figurer la rapidité avec laquelle des

gens qui ont passé des mois et des mois au lit se for-
tifient et peuvent chaque jour allonger leur promenade.

Comparez cette vie relativement active du malade
de Nordrach-Colonie à celle du malheureux qu'on
tient des journées entières et pendant des années
étendu sur une chaise longue, et vous comprendrez sa
bonne humeur, son entrain, son appétit, son habileté
à digérer tous les aliments que le docteur lui sert.

Le repos, que ce soit celui d'une heure qui pré-
cède chaque repas, ou que ce soit celui de jours ou
de semaines auquel des cas très graves sont d'abord
condamnés, ce repos, à Nordrach, ne se prend pas en
commun dans des galeries, mais dans la chambre
même du malade étendu sur un canapé auprès de la
fenêtre ouverte. C'est le seul moyen de rendre ce
repos absolu. Dans les galeries, les malades parlent,
plaisantent, discutent, rient, toussent, crachent, en
deux mots, ne jouissent pas d'un repos complet.

Au reste, le malade de Nordrach-Colonie a besoin
de ces quelques heures de solitude. Passant tout le
reste de la journée dans la forêt, c'est le seul moment où il peut lire, écrire et se recueillir.

ALIMENTATION. — La nourriture à Nordrach est
excellente et préparée avec le plus grand soin par un
chef de premier ordre. Le malade ne suit pas une
diète spéciale, il mange de tout et s'en trouve très
bien. Quantité de personnes qui, chez elles, ne pouvaient pas avaler deux œufs à la coque sans avoir mal
à l'estomac, digèrent sans la moindre difficulté les
aliments sains, nourrissants, mais nullement légers de

la colonie. Que ce soit dû à l'air, à l'exercice ou à la façon dont les mets sont préparés, je ne sais, mais le fait n'en est pas moins indéniable.

Tous les aliments sont cuits au beurre et en sont littéralement saturés. Le beurre et les farineux jouent un rôle important dans le régime de Nordrach-Colonie, sans en exclure la viande dont on a de quatre à cinq plats par jour. Inutile de dire que tous les aliments sont de première qualité.

Le docteur ne donne pas (excepté dans des cas tout à fait exceptionnels) ce que j'appellerais des aliments artificiels, tels que somatose, lécitine, huile de foie de morue.

Dans la plupart des sanatoriums, les plats sont, comme aux tables d'hôtes, passés aux malades, qui se servent eux-mêmes, et, selon que le mets leur plaît ou non, en prennent beaucoup, peu ou point du tout. Ce système est déplorable, quantité de malades étant peu disposés à manger. A Nordrach-Colonie, comme je l'ai déjà expliqué, chaque malade est servi par le docteur lui-même, qui demande que la portion donnée soit entièrement finie, excepté dans des cas spéciaux.

Mais l'air, l'exercice, le repos, la suralimentation, tout cela ne servirait à rien sans un médecin capable, honnête, consciencieux, se donnant corps et âme à l'œuvre qui consiste à sauver des vies. C'est grâce à la surveillance continuelle et absolue du médecin, qui sait au juste ce que chaque malade mange, le nombre de mètres qu'il a marché, sa température du matin, du midi et du soir, c'est grâce, dis-je, à cette surveillance et à une discipline intelligente et ferme, que des résultats merveilleux sont obtenus à Nordrach-Colonie.

Doué d'une volonté de fer et cachant, sous des manières brusques, un cœur d'or, sympathique et généreux, le docteur Otto Walther est adoré de tous les malades. Son influence sur les plus récalcitrants est immense et la confiance qu'il inspire dès la première minute est indescriptible. D'une énergie, d'une droiture, d'une honnêteté à toute épreuve, on apprend vite non seulement à l'aimer, mais à l'admirer et à le respecter.

Pour lui tous ses malades, sans exception, quels que soient leur âge ou leur position sociale, sont des enfants souffrants et malheureux, dont il veut la guérison et qu'il traite avec bonté, mais avec la plus grande fermeté. Dans toutes les parties du monde il y a aujourd'hui des êtres qui, après avoir connu toutes les souffrances physiques, toutes les agonies morales, vivent heureux et bien portants, grâce aux quelques mois passés à Nordrach-Colonie. Ceux qui ont beaucoup souffert ne sont pas ingrats, comme la plupart des hommes qui ont toujours ignoré la souffrance, et les malades guéris à la colonie n'oublient pas celui à qui ils doivent la vie. Chaque fois qu'ils le peuvent, ils reviennent passer leurs vacances au sanatorium, et plusieurs, s'étant mariés, n'ont pas hésité à y venir passer leur lune de miel.

Pour obtenir avec l'air, l'alimentation, le repos et l'exercice, les résultats obtenus à Nordrach-Colonie, il faut que le médecin ait non seulement les qualités indiquées plus haut, mais il est de toute nécessité qu'il ait une grande expérience des maladies de poitrine et de leur traitement par les agents précités. Le traitement qui paraît si simple, qui semble être le même pour chaque malade, est, bien au contraire, tout ce qu'il y a de plus individuel et varie avec chaque malade. C'est bien toujours l'air, l'exercice et la nourriture, mais à doses variées pour chaque cas. Il ne suffit pas de dire : « Mangez, marchez, vivez avec les fenêtres ouvertes, » il faut avant tout savoir ce que chaque malade pourra supporter de nourriture et d'exercice. La moindre erreur pourrait être fatale. Prenez deux malades au même degré et ayant le matin la même température : l'un pourra faire dix kilomètres, l'autre n'en supporterait pas deux.

C'est surtout en ce qui concerne la nourriture qu'il est impossible de faire une règle. Je citerai deux exemples qui le prouveront. Il y avait à Nordrach-Colonie, cette année, au nombre des malades, une jeune fille de quinze ans ; son poids était de quatre-vingts livres. Elle mangeait du meilleur appétit les très grosses portions qui lui étaient servies et cependant ne gagnait pas en poids. Après quelques semaines, on ajouta aux aliments ordinaires de l'huile de foie de morue, des jaunes d'œufs, du cacao, quantité de nutritifs enfin, qu'elle prenait avec plaisir, mais sans aucun résultat satisfaisant.

Elle était maintenue au repos absolu et cependant elle continua à baisser et à perdre pied. A la même époque, il y avait au sanatorium un Anglais, véritable géant pesant deux cent vingt-cinq livres. Son appétit était médiocre, *les portions qu'on lui donnait, moindres* que celles de la jeune fille de quinze ans, et cependant *il gagnait.*

Il est donc compréhensible que si l'exercice doit être varié selon la force du malade, la quantité d'aliments à faire prendre doit également varier dans presque chaque cas, et c'est ici où l'expérience du médecin a son importance.

Le docteur Walther ne tient nullement à ce que ses malades deviennent des monstres de graisse, il ne cherche pas à les gaver. Il désire simplement les voir atteindre leur poids normal, non en graisse, mais en chair, en os et en muscles, en ne mangeant pour y arriver que le minimum nécessaire. Ce n'est pas en voyant le malade une fois de temps en temps que le médecin peut arriver à juger de ses besoins. Il faut pour cela qu'il soit en contact continuel avec lui, qu'il dirige chacun de ses pas, chacun de ses mouvements.

Jamais le poitrinaire qui se soigne chez lui n'obtiendra les résultats obtenus au sanatorium, quels que soient les soins dont il est entouré. Chez lui, il fera avant tout ce qu'il veut et je suis convaincu qu'une des conditions *sine qua non* de la guérison est de faire ce que le médecin veut. Chez lui, il se nourrira comme il l'entend et ne mangera que quand ça lui plaira ou quand il aura faim. Enfin, on ne peut vivre entouré de parents et d'amis sans que mille petits événements ne viennent chaque jour surexciter le malade et le sortir de ce calme absolu sans lequel il ne peut y avoir aucun espoir de guérison.

En France, on a, ces derniers mois, dit beaucoup de mal des sanatoriums en général, et il a été dit et répété que, en Allemagne, le berceau de ces établissements, on était arrivé à la conclusion que les résultats obtenus ne sont nullement en rapport avec les sommes immenses dépensées pour leur fondation et leur entretien.

Ces critiques sont parfaitement justes, mais il faut bien comprendre qu'elles ne s'adressent pas aux sanatoriums comme Nordrach-Colonie, mais aux sanatoriums populaires, où les ouvriers pauvres, les indigents sont soignés.

Émerveillés des résultats obtenus dans les sanatoriums *payants* et convaincus que là seul (c'est-à-dire dans des sanatoriums analogues mais populaires), les poitrinaires indigents pourraient être guéris, les Allemands construisirent ces dernières années de nombreux établissements pour les pauvres. Les résultats, à première vue, parurent excellents et la grande majorité des malades firent de rapides progrès vers la guérison. Aujourd'hui, on a été forcé de reconnaître que la plus grande partie de ces malheureux étaient victimes de rechutes fatales. La raison n'est pas difficile à trouver. D'abord, neuf fois sur dix, le malade, qui est une lourde charge pour la société de secours, ou toute autre société qui a charge de lui et de sa famille pendant sa maladie, est obligé de quitter le sanatorium après un séjour beaucoup trop court et de retourner à son travail avant que la guérison soit assez avancée. Retourner à son travail serait parfait s'il pouvait avoir la nourriture nécessaire à son état et vivre dans une atmosphère suffisamment pure. Mais dans presque tous les cas, ces malheureux ouvriers dont la vie vient d'être sauvée par l'air, la nourriture, l'exercice au grand air, la vie calme et réglée du sanatorium, se retrouvent soudainement et avant guérison complète dans l'atmosphère viciée des logements ouvriers, et avec une nourriture tout à fait insuffisante pour leur état.

C'est pourquoi les médecins comme le docteur Otto Walther, qui sont le plus partisans de la vie de sanatoriums pour des gens dans une certaine position, sont les premiers à en reconnaître l'inutilité quand il s'agit de pauvres qui, après un traitement de quelques semaines ou de quelques mois seront soudainement rejetés à leur vie de misère.

Ceci ne veut pas dire que les riches seuls peuvent se soigner dans les sanatoriums. Bien au contraire, on ne pourrait nulle part ailleurs avoir les soins et le confort nécessaires pour une somme relativement aussi minime. Mais il est de toute nécessité que la position du malade soit telle qu'après sa cure et de retour chez lui ou à ses affaires, il puisse continuer à avoir une nourriture suffisante et une vie exempte de surmenage physique et moral.

Une autre grande différence entre les malades qui ont passé par Nordrach-Colonie et ceux des autres sanatoriums est que, tandis que les derniers n'osent vivre à certaines époques de l'année que dans certains climats et à une certaine altitude, les premiers retournent chez eux, quelque partie du monde que ce soit, et, dans la plupart des cas, vaquent à leurs occupations.

Certes, tout le monde ne guérit pas à Nordrach-Colonie, mais les statistiques démontrent jusqu'à 30 o/o de *guérisons absolues* et 95 o/o de cas où l'amélioration très grande se continue indéfiniment. Il ne faut pas oublier qu'au contraire de la plupart des sanatoriums qui ne prennent les tuberculeux qu'au premier et au second degré, le docteur Walther accepte les malades à tous les degrés de la maladie, si bas soient-ils, car, comme Dieulafoy de Paris, il est convaincu que « tant qu'il y a de la vie, il y a de l'espoir ».

Comment se fait-il que le docteur Otto Walther, si connu en Allemagne et en Angleterre, soit absolument inconnu en France? D'une modestie à toute épreuve et occupé nuit et jour de l'œuvre à laquelle il se donne corps et âme, il n'a jamais eu le désir ni le temps de se faire connaître et de faire parler de lui. Sa popularité en Angleterre date de l'époque où, sous la signature de M. Gibson, le *Nineteenth Century Magazine* publia une série d'articles qui furent reproduits dans les grands journaux du Royaume-Uni et y causèrent une violente polémique. Quantité de médecins anglais, atteints eux-mêmes de la tuberculose, allèrent se soigner à Nordrach, y guérirent, et émerveillés des résultats obtenus, plusieurs d'entre eux ont fondé en Angleterre des sanatoriums sur les lignes de Nordrach-Colonie. De 10 à 20 0/0 des malades soignés à la Colonie sont toujours des médecins.

On sait qu'une somme de cinq millions ayant été mise à la disposition du roi Édouard VII pour une œuvre charitable, Sa Majesté décida qu'elle serait employée à construire et à maintenir un sanatorium moderne pour tuberculeux pauvres. Le roi offrit une somme de vingt mille francs, divisée en trois prix, à être décernée aux meilleurs essais écrits par des médecins aidés d'architectes, sur l'érection de ce sanatorium. Le premier prix fut décerné au docteur Arthur Latham, associé avec M. A. William West, architecte.

Or, dans cet essai, il est clair que le docteur Latham, qui a fait un court séjour à Nordrach et y a envoyé des malades, s'inspire presque entièrement des théories du docteur Otto Walther. La routine journalière du poitrinaire, telle il la voudrait dans le nouveau sanatorium royal (et telle elle sera), est exactement la vie du malade à Nordrach, et non celle du malade à Davos, Leysin, Falkenstein, etc.

C'est la presse anglaise qui a fait connaître à ses lecteurs le docteur Otto Walther, et c'est grâce à elle que des centaines d'anglais poitrinaires ont retrouvé la santé, et que des milliers d'autres la retrouveront. En France, la presse est jusqu'à présent restée silencieuse.

En quittant Nordrach-Colonie j'allai à Paris passer quelques semaines et je fis une visite au directeur du *Figaro*, M. A. Périvier, qui me connaissait de longue date.

« Je vous croyais mort et enterré, me dit-il, et vous avez une mine superbe. »

Je lui racontai ma maladie et mon séjour à Nordrach-Colonie.

« C'est tout ce qu'il y a de plus intéressant, me dit-il, et si vous voulez m'écrire un compte rendu détaillé et exact de tout cela, je le publierai dans le *Figaro*. »

Je répondis que je serais trop occupé pour le faire pendant mon séjour à Paris, mais qu'au bout de trois ou quatre semaines j'irais en Suisse et lui enverrais l'article de là.

Sur ces entrefaites survinrent les événements qui obligèrent M. Périvier à abandonner la direction du *Figaro*.

L'hiver suivant, me trouvant à Paris, je vis l'un

après l'autre les directeurs de trois grands journaux parisiens et leur offris cet article. Partout la réponse fut la même : « C'est une réclame, nous ne pouvons y toucher; » ou bien : « Nous le publierons comme réclame, moyennant payement. »

A la rédaction de l'un de ces journaux j'essayai vainement d'expliquer qu'il ne s'agissait pas de réclame, que le docteur Walther n'en avait nullement besoin, que mon but était de venir en aide aux malheureux poitrinaires, d'éclairer l'humanité souffrante... On m'interrompit en me disant :

— *Oh! l'humanité, qu'elle aille se faire f...!*

Eh bien! je suis convaincu que je suis simplement mal tombé, et qu'il y a en France des centaines de journalistes que les souffrances humaines ne laissent pas indifférents et, parmi eux, des hommes de cœur qui m'aideront à faire connaître ici le docteur Walther comme il est connu en Allemagne et en Angleterre; qui m'aideront à crier à ceux qui souffrent : « Allez à Nordrach-Colonie, » et aux jeunes médecins : « Allez-y aussi, voyez, étudiez, vous serez reçus à bras ouverts, et quand vous aurez bien compris, revenez en France et ouvrez-y des sanatoriums, où des centaines, des milliers de malades désespérés retrouveront l'espoir, les forces et la santé! »

Paris. — Imprimerie A. Lemerre, 6, rue des Bergers. — 5.-4022.

9 782019 267711